AF299598

NOTICE

sur

L'EAU MINÉRALE·NATURELLE

FERRUGINEUSE-CARBONATÉE

DE LA

FONTAINE MARINA

à Saint-Dizier (Haute-Marne)

PAR V. LEGRIP,

Pharmacien-Chimiste, à Saint-Dizier

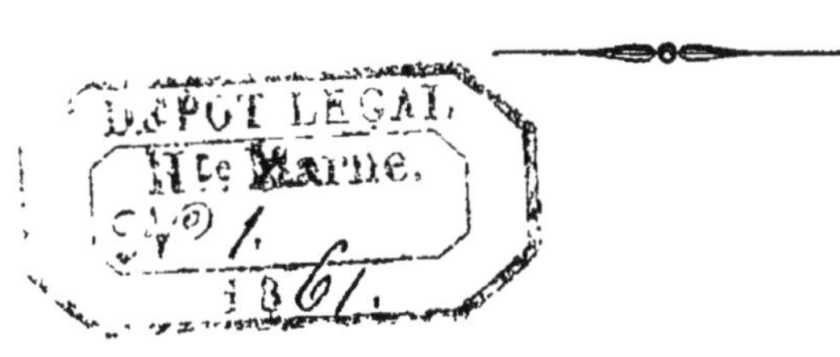

Saint-Dizier
O. SAUPIQUE, IMPRIMEUR TYPOGRAPHE ET LITHOGRAPHE.
1860

I.

La Fontaine Marina.

A deux kilomètres environ de Saint-Dizier, au milieu d'une charmante forêt appartenant à cette ville, existe une source minérale dont l'eau est connue depuis un temps immémorial et désignée sous le nom de *Fontaine Marina*. L'origine de ce nom et celle de la source elle-même sont complétement inconnues, c'est du moins ce qui paraît résulter des recherches multipliées que nous avons faites à ce sujet.

La science quelque soit son nom, géologie, hydrologie, chimie, est entièrement muette à l'égard de cette eau pourtant si remarquable, et digne à tant de titres de fixer l'attention des savants. Mais nous ne rechercherons pas ici les causes de cet injuste oubli; déjà la haute et favorable appréciation de l'Académie de Médecine a vengé l'eau de la *Fontaine Marina;* quant à son histoire elle est toute entière dans ce jugement sage entre tous, cet impartial *Vox populi*, fidèle écho de vérité qui depuis un temps bien reculé déjà en proclame journellement les vertus.

Justement touché de cette réputation populaire nous avons voulu en connaître l'objet, l'étudier et l'approfondir. Loin de regretter les longues heures que nous y avons consacrées, nous sommes heureux de dire que chaque phase de notre travail a vu naître un nouveau succès, une preuve nouvelle de l'importance et de l'utilité de l'objet de nos recherches, et que nos résultats ont de beaucoup dépassé nos prévisions et nos espérances.

La *Fontaine Marina* est donc aujourd'hui classée parmi les eaux minérales de France ; son importance comme agent médical, est désormais mise hors de doute, et nous avons tout lieu de croire que cette importance lui assure pour l'avenir une célébrité méritée ; c'est vers ce but que seront dirigés nos efforts, non dans un sentiment de plat égoïsme, mais en vue de l'intérêt public et plus particulièrement de ceux à qui l'eau de la *Fontaine Marina* peut rendre des services immenses et trop long-temps méconnus. Nous avons d'autant plus de confiance dans le succès de notre entreprise que la vérité seule est notre symbole, et que l'objet de notre sollicitude et de nos soins est entièrement dépourvu de ce cachet mys-térieux qui trop souvent est l'unique prestige de tant de prétendues et vaines innovations.

II.

Description topographique.

Comme beaucoup de choses d'un mérite incontestable quoique longtemps ignoré, la *Fontaine Marina* tient ses trésors cachés. C'est dans l'ombre d'une humble et pai-sible retraite, au milieu d'un bois magnifique, à deux kilo-mètres environ sud-est de Saint-Dizier que l'on rencontre cette source.

Cette situation, selon nous, est préférable à une position plus rapprochée de la ville ou en plaine, et elle témoigne éminemment de la prévoyance incessante du grand Maître de la nature. Qui ne sait, en effet, combien la distraction, le changement de lieu et d'air, la marche sont utiles au plus grand nombre de ceux qui font usage des eaux minérales naturelles? qui ne sait aussi tout ce que renferme de particulièrement bienfaisant l'air pur et parfumé des bois, et quel auxiliaire précieux la médecine trouve en beaucoup de circonstances, dans le séjour momentané des malades au milieu des endroits boisés? La *Fontaine Marina* offre tous ces avantages unis aux nombreux bienfaits que peuvent prodiguer ses eaux !

La source est captée dans un bassin suffisamment recouvert pour protéger l'eau minérale contre les impuretés extérieures ; une ouverture permet aux buveurs d'y puiser au gré de leurs besoins ; le bassin est situé au milieu d'un rond-point formé d'arbres élevés, dont les cîmes touffues et unies en forme de dôme offrent sous ce dais de verdure un calme et délicieux abri ; des bancs sont placés aux alentours de la source pour le repos des buveurs.

Le chemin, qui de Saint-Dizier conduit à la source minérale, réunit tous les agréments d'une véritable promenade : d'abord, la route impériale le long de laquelle se dressent de magnifiques usines à fer, puis la campagne avec ses prairies et ses moissons ; et enfin le bois avec ses pelouses et ses ruisseaux, ses oiseaux et ses fleurs. Le sentier pratiqué dans le bois, depuis quelques années seulement, pour le besoin exclusif des buveurs qui veulent se rendre en voiture à la fontaine, forme à lui seul une immense arcade de verdure du plus gracieux effet.

Nous terminerons cette description en disant brièvement quelques mots sur Saint-Dizier, simple renseignement au lecteur qui peut être appelé dans un avenir plus ou moins prochain à recourir aux effets salutaires de l'eau de la *Fontaine Marina.*

La ville de Saint-Dizier est agréablement située au milieu d'une riante vallée qu'arrosent les eaux de la Marne et du ruisseau d'Ornel; de magnifiques forêts s'élevant de toutes parts autour de la ville lui font un immense rempart de verdure qui ajoute beaucoup au gracieux aspect du site.

Tout le monde connaît l'importance industrielle du pays, considéré à juste titre comme le premier marché métallurgique de France, aussi voit-on se dresser sur la Marne et sur l'Ornel des usines nombreuses qui répandent autour d'elles une animation incessante; en outre de l'industrie du fer, il se fait encore à Saint-Dizier un commerce de bois d'une grande importance.

La ville en elle-même est remarquable par ses rues aérées, ses maisons bien construites, l'agrément de ses promenades. Si nous ajoutons à ce qui précède que le caractère des habitants est affable et hospitalier, nous aurons complété par une vérité notre courte notice sur Saint-Dizier, et nous la terminerons en rappelant à qui de droit que des routes bien entretenues d'une part, et de l'autre la ligne du chemin de fer de l'Est, dont une station importante est établie à Saint-Dizier, sur l'embranchement de Blesmes à Gray, offrent tous les moyens de locomotion désirables, et rendent facile a tous ceux qui peuvent y avoir recours, l'emploi de l'eau minérale de la *Fontaine Marina*.

III.

Composition chimique.

Notre travail analytique a reçu sa plus insigne consécration de l'approbation que lui a donnée l'Académie de Médecine. Les deux passages suivants, extraits du rapport fait à cette société savante sur l'eau minérale de la *Fontaine Marina*, par M. O. Henry, en mettant hors de doute le fait que nous avançons, garantiront en même temps au lecteur l'exactitude de notre description chimique : « Les essais analytiques qui ont été faits (dit
» M. Henry) ont confirmé d'une manière satisfaisante les
» résultats qui sont énoncés dans l'analyse exécutée en
» partie sur place, par M. Legrip, ces résultats font ran-
» ger l'eau de la *Fontaine Marina* dans la classe des
» eaux ferrugineuses carbonatées. »

Plus loin M. Henry ajoute : « La composition chimique
» de cette source justifie donc les bons effets qu'on en
» obtient depuis longtemps, etc. »

On comprend aisément d'après ce qui précède, que le fer doit être l'élément minéralisateur dominant dans l'eau de la *Fontaine Marina* ; il ne faut pas en conclure, cependant, qu'elle reçoit du fer seul ses nombreuses propriétés médicales; d'autres éléments en effet, d'une importance incontestable s'unissent à lui et, par une combinaison harmonieuse autant qu'inimitable, concourent avec lui à l'efficacité bien reconnue de l'eau qui les renferme.

Nous croyons superflu de faire ici la description des expériences sans nombre qu'il nous a fallu faire pour arriver aux résultats que nous avons obtenus, mais afin de mieux faire connaître ces résultats, et pour en faciliter l'appréciation, nous allons indiquer sommairement la série des phénomènes que nous a révélés l'analyse qualitative, et nous grouperons ensuite dans un tableau synoptique les divers éléments minéralisateurs de l'eau de la *Fontaine Marina*, avec l'indication pour chacun d'eux de la quantité trouvée pour un litre d'eau.

Propriétés physiques. — L'eau minérale de la *Fontaine Marina* alors qu'aucune influence extérieure n'agit sur elle est limpide et incolore.

A la source, on remarque fréquemment à la surface de l'eau une légère pellicule irisée qui présente un aspect huileux quand on tente de la ramener sur elle-même; souvent aussi on observe des bulles qui, parties du fond du bassin, traversent l'eau minérale et viennent expirer à la surface.

Les parois internes du bassin et ceux du canal d'écoulement sont tapissées d'une couche sédimentaire ocracée très-remarquable.

La température de l'eau à la source, en été, est constamment de 11 degrés centigrades, en hiver elle ne gèle jamais.

Son odeur est faiblement hépatique; elle a une saveur atramentaire très-prononcée.

Abandonnée à l'air, elle se trouble et laisse rapidement précipiter un dépôt floconneux ocracé d'oxyde de fer. Ce phénomène se manifeste bien plus rapidement encore quand on soumet l'eau minérale à l'ébullition; en même temps a lieu un dégagement considérable de bulles qui se succèdent sans interruption; un papier bleu de tournesol exposé pendant l'expérience à l'action de l'eau vaporisée rougit d'une manière très-sensible.

Propriétés chimiques. — L'eau de la *Fontaine Marina* rougit sensiblement la teinture récente de tournesol.

L'eau de chaux y produit un précipité que l'addition d'une grande quantité d'eau minérale redissout d'abord, mais qui se reproduit à la longue par la présence dans l'eau de carbonates terreux.

Une dissolution de chlorure de baryum additionnée de quelques gouttes d'acide chlorhydrique, y détermine un précipité blanc qui dénote la présence de l'acide sulfurique, c'est-à-dire d'un ou de plusieurs sulfates.

Une dissolution d'azotate d'argent additionnée de quelques gouttes d'acide azotique, y produit également un précipité blanc qui indique la présence du chlore, c'est-à-d'un ou de plusieurs chlorures.

Le cyanure jaune de potassium et de fer y détermine, instantanément, une belle coloration bleue suivie bientôt d'un précipité de même couleur.

La teinture récente de noix de galles y produit une coloration violette instantanée, bientôt suivie d'un abondant précipité noir.

Le sulfhydrate d'ammoniaque y fait naître subitement un abondant précipité noir.

Un mélange d'une dissolution d'azotate d'argent et d'ammoniaque, donne immédiatement naissance dans l'eau de la *Fontaine Marina* à un précipité gris noirâtre assez abondant.

Une certaine quantité d'eau minérale a été acidulée par de l'acide chlorhydrique, puis sursaturée par l'ammoniaque, la liqueur filtrée fut traitée par l'oxalate d'ammoniaque ; on obtint un précipité d'oxalate de chaux. Celui-ci fut éliminé par la filtration, et dans la liqueur filtrée on a ajouté du phosphate de soude ammoniacal, il s'est produit alors un précipité de phosphate ammoniaco-magnésien.

Enfin, de l'ammoniaque ajoutée à de l'eau minérale y a déterminé un dépôt floconneux jaunâtre, qui au bout de quelque temps a acquis une coloration ocracée beaucoup plus intense.

— De ces diverses réactions, il résulte : que l'eau de la *Fontaine Marina* renferme de l'acide carbonique libre, des carbonates terreux, du fer, de l'acide sulfurique à l'état de sulfate, du chlore à l'état de clhorure, une combinaison de soufre, de la chaux et de la magnésie.

Ce résultat favorable, obtenu de nos essais qualitatifs, nous a conduit naturellement à des études longues et minutieuses dans le but de doser les éléments découverts et d'aller à la recherche de principes minéralisateurs nouveaux dont nous supposions l'existence. Mais une simple notice comme celle-ci ne peut pas comprendre les détails complets de ce travail, nous dirons seulement que nous n'avons pas été moins heureux dans la seconde partie de nos études que dans la première ; en effet, la découverte, dans l'eau de la *Fontaine Marina*, du manganèse, de l'iode, du brôme, de la strontiane, de la soude, de la potasse, etc., indique surabondamment sa richesse et le haut rang qu'elle occupe parmi les eaux minérales naturelles.

IV.

Tableau indiquant le nom et la quantité de chaque substance contenue dans un litre d'eau minérale naturelle de la FONTAINE MARINA.

Acide carbonique libre.	0,1627
Hydrogène sulfuré.	*indéterminé.*
Carbonate de chaux.	0.0201
Carbonate de magnésie.	0,0232
Sulfate de soude.	0,3000
Sulfate de chaux.	0,0297
Sulfate de magnésie.	0.0480
Sulfate de potasse.	0,0320
Chlorure de magnésium	0,0322
Phosphate d'alumine.	0,0200
Oxyde de fer.	0,0800
Manganèse.	0,0070
Silice.	0,0500
Strontiane	} *indices.*
Arsenic.	
Iode.	} *traces cer-*
Brôme.	*taines.*

Nota. Ces résultats sont ceux reconnus par l'Académie de Médecine. Nos essais sur place ont constamment accusé 0,11 d'oxyde de fer.

V.

Propriétés médicales.

On sera peut être surpris de nous voir aborder dans cette notice, une question à laquelle il semble que notre incompétence doit nous rendre étranger. Or, nous dirons pour dissiper l'étonnement du lecteur et légitimer en quelque sorte ce qu'on pourrait prendre pour un empiètement dont nous sommes incapable, que ce qui va suivre n'est qu'un faible écho des vérités proclamées depuis longtemps, soit par les résultats obtenus chaque jour de l'emploi populaire de l'eau de la *Fontaine Marina*, soit par les rapports scientifiques publiés sur des eaux renfermant à des doses, variables pour chacune d'elles, les éléments minéralisateurs qui dominent dans celle qui nous occupe.

On comprendra, nous l'espérons, que depuis dix ans que nous nous livrons à des études sérieuses sur l'eau de la *Fontaine Marina*, nous ne nous tenions pas pour satisfait d'en connaître et d'en révéler les propriétés chimiques, mais que nous ayons tout fait aussi pour connaître ses propriétés médicales et que nous nous fassions un devoir de les publier.

Le fer, nous l'avons dit déjà, occupe le premier rang parmi les nombreux éléments qui minéralisent l'eau de la *Fontaine Marina*. En dehors des indications fournies par la médecine, chacun connaît l'importance du fer comme agent médical; on peut dire en quelque sorte que son emploi est vulgarisé dans un grand nombre de circonstances; nous croyons même pouvoir ajouter que c'est à la présence si évidente de ce principe dans l'eau de la *Fontaine Marina* qu'il faut attribuer la réputation de celle-ci.

Le nombre des affections contre lesquelles les eaux ferrugineuses peuvent être employées avec succès est considérable, et il est hors de doute aujourd'hui que pour concourir à ce but le fer trouve dans le manganèse un adjuvant puissant. La concomitance de ces deux éléments dans l'eau de la *Fontaine Marina* est donc un fait d'une importance majeure, il nous suffira pour en donner une idée de désigner quelques-unes des maladies que les eaux ferro-manganiques peuvent combattre, nous citerons : l'*anémie*, l'*aménorrhée*, la *chlorose*, la *leucorrhée* et toutes les affections qui réclament l'emploi des *toniques* ou des substances capables d'enrichir et de régénérer le sang. L'action bienfaisante de ces eaux s'étend également aux *gastralgies*, à la *dyspepsie*, à la *gastro-entéralgie*, la *gastrite*, etc.

Grâce à ces deux éléments minéralisateurs, l'eau de la *Fontaine Marina* n'est-elle pas déjà susceptible de rendre des services immenses, eu égard à la fréquence des cas morbides que nous venons d'énumérer? Mais là ne se bornent pas ses bienfaits, et bien que nous n'ayons pas la prétention de généraliser outre mesure les propriétés de cette eau, ni de les supposer applicables à tous les maux, pouvons-nous passer sous silence l'importance nouvelle que lui donne, comme agent médical, la présence avérée de l'iode et du brôme ; ces deux éléments puissants dont la thérapeutique moderne fait de si fréquentes et heureuses applications! le *goître*, les *scrofules*, la *blennorrhagie*, la *leucorrhée chronique*, sont les principales affections que l'on combat à l'aide des-préparations bromo-iodurées.

Nous bornerons là les renseignements que nous avons cru nécessaires d'offrir au lecteur sur les propriétés médicales de l'eau de la *Fontaine Marina*, non que nous pensions avoir tout dit sur un sujet aussi vaste et de cette importance; mais, voulant rester fidèle à notre mandat dont le but unique est la vérité, nous en référons pour ce qui reste à dire à cet égard, et aussi pour apprécier ce que nous avons avancé, aux lumières des hommes de l'art appelés tous à faire application des ressources nouvelles et puissantes que leur offre l'eau de la *Fontaine Marina*. Nous aimons à espérer que nous ne serons démentis par aucun d'eux, et nous sommes heureux dès aujourd'hui d'offrir publiquement l'hommage de notre reconnaissance aux médecins habiles et consciencieux de Saint-Dizier qui ont bien voulu encourager nos efforts et même les seconder, car c'est à eux que nous sommes redevable de la plus grande partie des renseignements médicaux que nous venons d'indiquer.

⬤━━⬤⬤⬤⬤━━⬤

VI.

Emploi de l'Eau.

Là encore le médecin devra être juge dans la pluralité des cas. On comprend, en effet, que l'emploi d'une eau minérale doit être subordonné au résultat qu'on peut en attendre d'après le genre d'affection qui en motive l'usage, et aussi au tempérament et à la constitution du malade. Nons dirons seulement, comme indication sommaire, que l'eau de la *Fontaine Marina* peut être prise principalement de deux manières : pure à jeun, ou mélangée au vin dans le cours des repas. Pure, on la prend à la dose de trois à quatre verres dans l'espace d'une heure, préférablement le matin à jeun ; mélangée au vin, on la substitue à l'eau ordinaire.

Cependant nous répétons que pour tout autre mode d'emploi, chaque malade devra prendre conseil de son médecin.

VII.

Conservation de l'eau.

Quoique les précautions les plus minutieuses seront toujours prises pour le puisement et l'expédition de l'eau de la *Fontaine Marina*, nous croyons utile de prévenir ceux qui en feront usage, de conserver les bouteilles dans un lieu frais à l'abri de la lumière, et autant que possible le goulot renversé.

Les eaux seront toujours livrées dans un état de limpidité parfaite ; cependant il pourrait advenir que, par suite d'un séjour prolongé dans les bouteilles, il s'y formât un dépôt ocracé assez abondant, l'eau ne devrait pas être rejetée pour cela, seulement il faudrait avoir soin d'agiter au moment d'en faire usage.

AVIS ESSENTIEL

Un arrêté ministériel, en date du 14 mars 1860, autorise l'exploitation de l'eau de la *Fontaine Marina* comme agent médical. Par un acte régulier, autorisé par M. le Préfet de la Haute-Marne, la ville de Saint-Dizier, propriétaire de la source, nous a institué concessionnaire de l'eau qu'elle renferme, et nous a conféré le droit exclusif de la vendre et de l'exporter.

En conséquence, nous avons l'honneur de prévenir le public que cette eau ne peut être vendue que par nous ou sous notre cachet. Les bouteilles qui la contiennent portent à la naissance du col un large cachet adhérent avec cette inscription : *Fontaine Marina*, LEGRIP, *Ph*en *à St.-Dizier*; le bouchon est scellé d'un cachet de cire indiquant nos nom, profession et demeure. Enfin, chaque bouteille porte une étiquette spéciale revêtue de notre signature.

Imprimerie O. Saupique, Saint-Dizier.